Fett verbrennen am Bauch:

1.Auflage (2018)

D1668560

Haftungsausschluss:

Die Nutzung dieses E-Books und die Umsetzung der enthaltenen Informationen, Anleitungen und Strategien erfolgt auf eigenes Risiko. Der Autor kann für etwaige Schäden jeglicher Art aus keinem Rechtsgrund eine Haftung übernehmen. Haftungsansprüche gegen den Autor für Schäden materieller oder ideeller Art, die durch die Nutzung oder Nichtnutzung der Informationen bzw. durch die Nutzung fehlerhafter und/oder unvollständiger Informationen verursacht wurden, sind grundsätzlich ausgeschlossen. Rechts- und Schadenersatzansprüche sind daher ausgeschlossen. Dieses Werk wurde sorgfältig erarbeitet und niedergeschrieben. Der Autor übernimmt jedoch keinerlei Gewähr für die Aktualität, Vollständigkeit und Qualität der Informationen. Druckfehler und Falschinformationen können nicht vollständig ausgeschlossen werden. Es kann keine juristische Verantwortung sowie Haftung in irgendeiner Form für fehlerhafte Angaben vom Autor übernommen werden. Hinweis für Affiliate-Links In diesem E-Book empfehle ich Produkte, die ich selbst verwende oder getestet habe, diese Produkte werden mit sogenannte Affiliate-Links zu Amazon verlinkt. Sollte ein Kauf über einen dieser Links erfolgen, werde ich dabei unterstützt und erhalte eine kleine Provision. Für den Käufer eines Produktes fallen KEINE weiteren kosten an.

Urheberrecht:

Das Werk einschließlich aller Inhalte, wie Informationen, Strategien und Tipps ist urheberrechtlich geschützt. Alle Rechte vorbehalten. Nachdruck oder Reproduktion (auch auszugsweise) in irgendeiner Form (Druck, Fotokopie oder anderes Verfahren) sowie die Einspeicherung, Verarbeitung, Vervielfältigung und Verbreitung mit Hilfe elektronischer Systeme jeglicher Art, gesamt oder auszugsweise, ist ohne ausdrückliche schriftliche Genehmigung des Autors untersagt. Alle Übersetzungsrechte vorbehalten. Die Inhalte dürfen keinesfalls veröffentlicht werden. Bei Missachtung werden rechtliche Schritte eingeleitet.

Inhaltsverzeichnis

Bauchfett – ein Gesundheitsrisiko? 9

Wie gefährlich ist Bauchfett wirklich? 9

Dünn bedeutet nicht unbedingt gesund 10

Bauchfett – oft unerkannt und vor allem lange Zeit unterschätzt............12

Die Entstehung von Bauchfett und dessen Ursachen..............................12

Wie beeinflusst Bauchfett unsere Gesundheit? 14

Bauchfett kurbelt die Hormonausschüttung an 14

Je mehr Bauchfett, umso höher ist die Diabetes-Gefahr........................16

Entzündungen im Körper werden gefördert..17

Bauchfett fördert die Entstehung von Thrombosen und Embolien..........17

Das Risiko für Atembeschwerden steigt 18

Die Entstehung von Alzheimer wird begünstigt......................................19

Die Krebsgefahr steigt..20

Ist mein Bauchfett bereits gefährlich oder noch normal? So finden Sie es heraus! 20

Die richtige Ernährung gegen Bauchfett – so sagen Sie den lästigen Fettzellen den Kampf an 23

Magnesium: 24

Omega-3-Fettsäuren:...25

Kohlenhydrate: 25

Proteine: 26

11 Lebensmittel, die den Weg zu einem geringeren Bauchumfang verkürzen 27

1. Gerstengras..27

2.Kakao 28

3. Eier 28

4. Kokosöl..29

5. Vitamin C..30

6. Grüner Tee 30

7. Gewürze 31

8. Haferflocken 31

9. Kartoffeln 32

10. Hülsenfrüchte 33

11. Quinoa: 33

Bauchfett endlich loswerden? Dann sollten Sie auf diese Lebensmittel verzichten 34

Salz 34

Weißbrot 35

Alkohol 36

Intermittierendes Fasten lässt die Fettzellen am Bauch schrumpfen 36

Bewegung gegen Bauchfett 38

Mit diesen Bauch-weg-Übungen geht es den gesundheitsschädlichen Fettzellen so richtig an den Kragen 39

Warum helfen die Bauchweg-Übungen so effektiv gegen die Fettzellen ..40

1. der Crunch 41

2. der Reverse Crunch 42

3. Bugs 43

Core-Übungen und ihre beeindruckende Wirkung auf Fettzellen am Bauch 44

Wie wirkt Core-Training auf den Bauch? 45

1. die Standwaage 46

2. der Unterarmstütz 46

3. die Schulterbrücke 47

4. der Seitstütz 48

azit: 48

Dieses Buch ist mehr als nur ein Buch, das habe ich Ihnen versprochen! .50

Downloads – So laden Sie Ihre 21-Tage Challenge auf das Smartphone!
....51

Dateien im Paket:...51

21-Tage-Challange...52

Veganes Kochbuch 53

Frühstück 1 54

Low-Carb-Müsli mit Nüssen und Clementinen 54

Frühstück 2 55

Diät-Pfannkuchen mit Orangensalat 55

Frühstück 3 56

Schlankes Dinkel-Müsli..56

Frühstück 4 57

Mirabellen-Pflaumen-Quark 57

Frühstück 5 58

Mango-Topfengratin mit Mangocreme.....................................58

Frühstück 6 59

Quark-Brot mit Tomaten und Schinken.....................................59

Frühstück 7 60

Sesam-Frischkäse-Bagel mit Pflaume und Walnuss...................60

Frühstück 8 61

Tomaten-Vollkornschnitten mit Ziegenkäse..............................61

Frühstück 9 62

Melone-Feta-Snack..62

Frühstück 10 63

Diät-Nussbrot mit Apfel 63

Mittagessen 1 64

Spinatspaghetti mit Knoblauch...64

Mittagessen 2 6

Geschmorter Kürbis auf Feldsalat 65

Mittagessen 3 66

Gegrillte Chili-Maiskolben 66

Mittagessen 4 67

Diät-Sashimi mit Gurkensalat 67

Mittagessen 5 68

Zwiebelgemüse á la Mexico 68

Mittagessen 6 69

Tofu-Lauch-Wok mit frischen Champignons 69

Mittagessen 7 70

Kartoffel-Kräutersuppe mit Limettensaft 70

Mittagessen 8 71

Rote Linsen mit Ingwer 71

Mittagessen 9 72

Low-Carb-Forelle auf Pumpernickel 72

Mittagessen 10 73

Chinakohl mit Gemüse 73

Abendessen 1 74

Walnussbrot mit Avocado 74

Abendessen 2 75

Kiwi-Radiccio-Salat 75

Abendessen 3 76

Quark-Crépes mit Sanddorn-Topping 76

Abendessen 4 77

Fruchtige Chili-Garnelen 77

Abendessen 5 78

Tofu-Champignon-Suppe á la Asia 78

Abendessen 6 79

Diät-Spargelsuppe mit Grießklößchen 79

Abendessen 7 80

    Seelachs auf buntem Gemüse 80

Abendessen 8 81

    Vesper-Schnitten mit Quark und Kräutern 81

Abendessen 9 82

    Gebratene Kräuterseitlinge an Rote Bete 82

Abendessen 10 83

    Leichte Möhrensuppe mit Ingwer 83

Hey, ich möchte DIR ein **Geheimnis** verraten!

Ich zeige dir, wie du ab sofort deine eBooks **kostenlos** erhältst!

Du hast heute noch die Möglichkeit, deine eBooks auf Amazon KOSTENLOS zu bestellen.

Wie das funktioniert, erfährst du hier auf dieser Webseite.

https://die-ebook-welt.de/

Ich möchte dir jetzt schon mal deine Skepsis nehmen. Diese Methode ist **völlig legal**, du lädst deine eBooks ganz normal **über Amazon**, nur **kostenlos**. Alle Informationen findest du auf dieser Webseite.

https://die-ebook-welt.de/

Bauchfett – ein Gesundheitsrisiko?

Wir alle wünschen uns einen schlanken sportlichen Körper, doch die Realität sieht aufgrund von schlechter Ernährung und mangelnder Bewegung häufig anders aus. Aber nicht nur aus ästhetischen Gründen sollten wir überschüssige Fettzellen loswerden.

Forscher fanden in den letzten Jahren heraus, dass es sich vor allem beim Fett rund um die Körpermitte nicht nur um einen optischen Makel, sondern auch um ein echtes Gesundheitsrisiko handelt. Zuviel Speck am Bauch produziert nämlich im Gegensatz zu Fettpolstern an anderen Körperstellen gefährliche Stoffe, die gesundheitliche Risiken mit sich bringen und typische Zivilisationskrankheiten wie zum Beispiel Herz-Kreislauf-Erkrankungen, Diabetes oder sogar Krebs und Alzheimer fördern.

Warum Bauchfett so gefährlich ist, ab wann dieses wirklich zum Gesundheitsproblem werden kann und wie Sie es am effektivsten bekämpfen, erfahren Sie bei uns. So werden Sie sich bald nicht nur über eine schlankere Taille freuen können. Das Risiko, eine schwere Erkrankung zu erleiden, wird stark minimiert.

Wie gefährlich ist Bauchfett wirklich?

Übergewicht sorgt nicht gerade für ein längeres Leben, das wissen wir alle. Bereits seit einigen Jahren ist allgemein bekannt, dass ein so genannter Body Maß Index zwischen 25-39 ein echtes Gesundheitsrisiko mit sich bringt.

Besonders gefährlich wird es ab einem BMI von mehr als 40, denn mit diesem sinkt die Lebenserwartung bereits um bis zu 8 bis 10 Jahren. Mittlerweile hat man jedoch herausgefunden, dass der Body Maß Index, der bis jetzt als wichtigste Grundlage zur Einschätzung des Körpergewichts galt, wenig aussagekräftig ist, wenn es um gesundheitliche Spätfolgen geht.

Dieser wird nämlich einfach berechnet, indem man das Körpergewicht in Kilogramm nimmt und dieses durch das Quadrat der eigenen Körpergröße in Meter teilt. Der Wert sagt aus diesem Grund nichts darüber aus, wo genau sich das Körperfett befindet. Somit ist der Body Maß Index aktuellen Studien zufolge nur ein Richtwert, wenn es um das Gesundheitsrisiko übergewichtiger Personen geht.

So kann der BMI um Beispiel auch höher ausfallen, wenn eine Person viel Muskelmasse besitzt. Bekanntermaßen sind Muskeln nämlich um einiges schwerer als Fett.

Dünn bedeutet nicht unbedingt gesund

Des Weiteren konnte man herausfinden, dass ein Mensch, der zwar einen niedrigen BMI aufzuweisen hat. jedoch sehr wenig Bewegung hat, oft ein höheres Gesundheitsrisiko aufweist, als ein leicht übergewichtiger Mensch, der sich regelmäßig bewegt. Wie kann das sein? Das Schlüsselwort zur Lösung dieses Rätsels, kann unter anderem folgendermaßen lauten: **Bauchfett.**

Tatsächlich sind Fetteinlagerungen an der Hüfte oder auch an den Extremitäten um einiges ungefährlicher als die Fettzellen, die sich um die Körpermitte bilden. Dieses sogenannte viszerale Bauchfett stellt ein stark erhöhtes Gesundheitsrisiko dar, da es für eine vermehrte Produktion von Entzündungsfaktoren sowie eigenen Fettgewebshormonen sorgt.

Bei anderen Fettzellen, die am Körper zu finden sind, ist das hingegen nicht der Fall. Kommt es jedoch zur Kombination aus übermäßigem Bauchfett und Übergewicht, so ist die Gefahr, eine Folgeerkrankung zu erleiden, am höchsten. Ist man hingegen einfach nur etwas übergewichtig, bewegt sich aber dennoch regelmäßig , so wird zum einen nicht nur der Blutdruck sowie der Blutzuckerspiegel gesenkt, es kommt auch zum Stressabbau, wodurch weniger Insulin und Cortisol im Blut zu finden ist.

Erhöhte Cortisol Werte haben zur Folge, dass das Fett im Bauchbereich gespeichert wird, wodurch zu erklären ist, warum auch manche Menschen, die ansonsten eine gute Figur haben, am Bauch rundlich sein können. Diese sind trotzdem einem größeren gesundheitlichen Risiko ausgesetzt, ohne dass sie dies vielleicht bewusst wahrnehmen.

Bauchfett – oft unerkannt und vor allem lange Zeit unterschätzt

Wenn sich Fettzellen im Bauch bilden, so geschieht das zunächst um die Bauchorgane herum, wodurch es nicht immer gleich festgestellt wird bzw. werden kann.

Es handelt sich dabei um das sogenannte intraabdominale Fett, dass zunächst den Darm und andere Verdauungsorgane ummantelt, wodurch deren Funktionsweise bereits nach kürzester Zeit eingeschränkt werden kann.

Die zunehmende Fetteinlagerung im Bauch wird daher erst einige Zeit später wirklich sichtbar, nämlich dann, wenn der Bauch nach außen zu wachsen beginnt. Bauchfett muss also nicht unbedingt sichtbar sein, um für den Betroffenen ein Gesundheitsrisiko darzustellen. Vielen Menschen ist das jedoch nicht bewusst, doch wie genau bildet es sich?

Die Entstehung von Bauchfett und dessen Ursachen

Generell scheinen manche Menschen einfach mehr zur Einlagerung von Fettzellen am Bauch zu neigen, als andere und dieser Eindruck ist nicht unbedingt falsch. Dennoch konnte dieses Phänomen noch nicht vollständig von der Wissenschaft geklärt werden.

Auch die sogenannte Bierbauchtheorie ist ein Mythos, der sich bereits sehr lange hält, aber dennoch als umstritten gilt. Es befinden sich im Hopfen durchaus Pflanzenstoffe, die östrogenähnlich wirken und daher auch unter dem Namen Phytohormone bekannt sind. Aus diesem Grund wird auch von einigen Wissenschaftlern angenommen, dass diese die Einlagerung von Fettzellen begünstigen können, ob die Pflanzenhormone allerdings Einfluss darauf haben, wo genau sich die Fettzellen einlagern, konnte noch nicht nachgewiesen werden. Unbestritten ist jedoch die Tatsache, dass eine sogenannte positive Energiebilanz dazu führt, dass der Körper Fettzellen füllt. Wenn dem Körper also mehr Energie in Form von Nahrung oder auch zuckerhaltigen Getränken zugeführt wird, als er verbraucht, werden wir übergewichtig.

Aber auch das muss nicht unbedingt heißen, dass wir Bauchfett ansetzen, denn manche Menschen neigen eher zu Fetteinlagerungen an den Oberschenkeln, den Hüften oder auch am Po. Eine interessante Tatsache wurde in diesem Zusammenhang bereits erkannt, nämlich wenn jemand besonders kohlenhydratreiche Kost zu sich nimmt und gleichzeitig zu wenig essenzielle Aminosäuren aufnimmt, wird die Ansammlung von Fettzellen am Bauch stark begünstigt. Was das genau heißt und warum es auch bei den Kohlenhydraten gute bzw. schlechte gibt, erfahren Sie etwas später in diesem Buch.

Ein weiterer unbestrittener Faktor, der zur Entstehung von Bauchfett führt ist das bereits erwähnte Cortisol. Es handelt sich dabei um ein

Stresshormon, das in der Nebennierenrinde des menschlichen Körpers gebildet wird und das maßgeblich dazu führt, dass es zur Anlagerung von Fettgewebe in der Körpermitte kommt.

Die Ausschüttung von Cortisol wird dabei wiederum von mehreren Faktoren beeinflusst, so können zum Beispiel wenig bis gar keine Bewegung, chronischer Stress oder auch eine Cortison Therapie aufgrund einer autoimmun-bzw. Hauterkrankung dafür verantwortlich sein, wenn der Bauch schön langsam runder wird.

Wie beeinflusst Bauchfett unsere Gesundheit?

Auch wenn wir noch nicht genau wissen, warum manche Menschen vor allem am Bauch dazu neigen, Fettzellen einzulagern und andere nicht, ist es dennoch unbestritten, dass es das gefährliche Fett zu vermeiden gilt. Dieses bringt nämlich zahlreiche gesundheitliche Risiken mit sich, die wir Ihnen nun genauer erläutern möchten.

Bauchfett kurbelt die Hormonausschüttung an

Bauchfett bringt einen weiteren interessanten Aspekt mit sich, den man auf den ersten Blick nicht vermuten würde. Es sieht nämlich nicht nur unschön aus und legt sich um unsere Verdauungsorgane, es besitzt auch eine hohe hormonelle Aktivität.

Wissenschaftler fanden heraus, dass mehr als 20 verschiedene Hormone und noch einige andere Substanzen im Bauchfett gebildet werden, die nach und nach in den Blutkreislauf des Menschen eindringen und diesen somit negativ beeinflussen.

Diese Hormone sind dafür verantwortlich, dass wir einem höheren Risiko ausgesetzt sind, Herz-Kreislauf-Erkrankungen zu erleiden oder auch Diabetes Typ 2 zu bekommen. Aber nicht nur das, auch das Auftreten zahlreicher Krebserkrankungen wird mit den Hormonen, die im Bauchfett gebildet werden, in Zusammenhang gebracht.

Aber nicht nur das, eines der im Fettgewebe ausgeschütteten Hormone heißt Leptin. Es reguliert unser Hungergefühl und die damit verbundene Nahrungsaufnahme. Dadurch, dass dieses Hormon am Bauchfett vermehrt produziert wird, nimmt auch unser Hungergefühl immer weiter zu. Wir befinden uns somit in einem Teufelskreis, denn unser Bauchfett möchte immer mehr Nahrung, auch wenn wir im Moment vielleicht gar nicht wirklich hungrig sind.

Eigentlich sorgen hohe Leptinwerte im Blut dafür, dass unser Gehirn weiß, dass wir satt sind und unser Körper keine weitere Nahrung benötigt, um zu funktionieren. Kommt es jedoch zu einer ständigen Übersättigung des Leptin im Blut, so schrumpfen die Nervenzellen im Gehirn ab, die den Leptinspiegel wahrnehmen und es kommt zu einer sogenannten Resistenz. Unser Gehirn reagiert daher nicht mehr auf die appetithemmende Wirkung des Leptin und ein ungebremstes Hungergefühl tritt an dessen Platz.

Einige Zeit dachte man, dass man Fettleibigkeit mithilfe von Leptin-Präparaten behandeln könnte, aufgrund der auftretenden Resistenz, doch diese Lösung hat sich schnell als Irrweg herausgestellt.

Je mehr Bauchfett, umso höher ist die Diabetes-Gefahr

Die Bildung des Gewebshormon Adiponektin wird hingegen vermindert, wenn zu viele volle Fettzellen im Bauch vorhanden sind. Sobald der Adiponektin-Spiegel zu niedrig ist, wird die Wirkung von körpereigenen Insulin abgeschwächt und man spricht von einer sogenannten Insulin-Resistenz.

Das Insulin sorgt dann nicht mehr im ausreichenden Maße dafür, dass der Blutzuckerspiegel gesenkt wird und auf diese Weise steigt nicht nur der Wert des Blutzuckers immer weiter an, auch das Risiko an Diabetes zu erkranken wird höher. Mittlerweile wurde in zahlreichen Studien nachgewiesen, dass die im Bauchfett gebildeten Botenstoffe die Körperzellen immer schlechter auf Insulin reagieren lassen und somit für diese Resistenz verantwortlich sind.

Das führt schließlich dazu, dass die Glukose, also der Blutzucker nicht in die Zellen gelangt, wodurch ein Teufelskreis entsteht, der zu einer Insulin-Resistenz, einem erhöhter Blutzucker und schließlich einer verstärkten Insulinausschüttung führt.

Das Insulin wird mithilfe so genannter Inselzellen in der Bauchspeicheldrüse gebildet, die irgendwann jedoch nicht mehr richtig arbeiten können. Somit ist die Wahrscheinlichkeit an Diabetes zu erkranken erhöht.

Dann hilft nur eine regelmäßige medikamentöse Verabreichung des dringend benötigten Insulins, um ernsthafte Folgeschäden wie Gefäßerkrankungen wie Herzinfarkte, Schlaganfälle, Nierenerkrankungen und vieles mehr zu verhindern.

Entzündungen im Körper werden gefördert

Intraabdominales Fett schüttet zudem entzündungsfördernde Botenstoffe aus, die sogenannten Zytokine, zu denen unter anderem die Tumornekrosefaktor sowie das Interleukin-6 zählen. Befinden sich diese Botenstoffe vermehrt im Körper, so entstehen kleine Entzündungen, die sich auf Dauer negativ auf den gesamten Organismus auswirken.

Bauchfett fördert die Entstehung von Thrombosen und Embolien

Eine weitere negative Auswirkung, die die Fettzellen am Bauch auf den gesamten Körper haben, ist die Bildung von Plasminogen-Aktivator-Inhibitoren (PAI). Es handelt sich dabei um ganz spezielle Proteine, die für die Blutgerinnung mitverantwortlich sind und die als Hemmstoffe der Fibrinolyse agieren. Fibrinolyse ist ein anderes Wort für die Auflösung von Blutgerinnseln, die vom Körper selbstständig vorgenommen wird und die dafür sorgt, dass unser Blu nicht verdickt. Wenn dieser Vorgang nicht mehr richtig funktioniert, können lebensgefährliche Thrombosen oder auch Embolien die Folge sein.

Befinden sich zu viel Fettzellen am Bauch, kommt es zu einer vermehrten Bildung der PAI was wiederum zur Folge hat, dass der Körper die Fibrinolyse nicht mehr richtig durchführen kann und die Blutgerinnung schön langsam ins Stocken gerät. Wird dies nicht rechtzeitig verhindert, wachsen sich diese kleinen Blutgerinnsel zu immer größer werdenden Thromben aus, die lokale Gefäße verstopfen und schlussendlich kann eine Thrombose die Folge sein.

Im schlimmsten Fall führt das dazu, dass sich ein Thrombus von der Gefäßwand ablöst und schließlich zu einem Embolus, einem sich im Blut freibewegenden Blutgerinnsel, wird. Bleibt dieses schließlich in einer Arterie stecken, wird es wirklich gefährlich und eine Embolie oder ein Herzinfarkt können die Folge sein.

Das Risiko für Atembeschwerden steigt

Die menschliche Atmung basiert auf einem einfachen Prinzip: beim Einatmen zieht sich unser Zwerchfell zusammen, wodurch die Bauchorgane nach unten geschoben werden und der Brustkorb sich weitet. Auf diese Weise entsteht in den Lungen ein Vakuum. Ist nun zu viel Bauchfett vorhanden, wird dieser simple Vorgang stark behindert, da die Bauchorgane nicht so weit nach unten geschoben werden können und somit eine automatisch flachere Atmung die

Folge ist. Das ist auch die Erklärung, warum so viele übergewichtige Menschen an Kurzatmigkeit leiden und nur kurze bzw. schnelle Atemzüge machen können.

Die Entstehung von Alzheimer wird begünstigt

Bis heute gibt es kein wirklich wirksames Medikament gegen Alzheimer und auch die Entstehung bzw. der Verlauf der Krankheit stellt noch immer ein wichtiges Forschungsthema der Medizin dar. Die wirklichen Ursachen für die Entstehung der Krankheit ist bis heute nicht vollständig geklärt.

Galt es lange als bestätigt, dass hauptsächlich die genetische Veranlagung dafür verantwortlich ist, ob man an Demenz erkrankt oder nicht, mitleiweile weiß man, dass tatsächlich nur bei ca. 5-bis 10 % aller Betroffenen die Gene wirklich entscheidend für die Entstehung der Krankheit waren. Ein viel höheres Risiko bringen andere Faktoren mit sich, wie zum Beispiel die Ablagerung von Aluminium im Körper und auch Körperfett bzw. Bauchfett scheinen eine ganz entscheidende Rolle bei der Entstehung von Demenz zu spielen. Es konnte nämlich ein eindeutiger Zusammenhang zwischen verschiedenen Vorerkrankungen wie zum Beispiel einem erhöhten Cholesterinspiegel, Herz-Kreislauf-Erkrankungen, Diabetes und auch einer Insulinresistenz nachgewiesen werden, deren Auftreten wiederum durch ein erhöhtes Aufkommen von Bauchfett stark begünstigt wird. Mittlerweile wurde außerdem ein direkter

Zusammenhang zwischen vorhandenem Bauchfett und dem parallel dazu ansteigenden Risiko, an Alzheimer zu erkranken, festgestellt.

Die Krebsgefahr steigt

Die bereits erwähnten chronischen Entzündungen im Körper scheinen auch die Entstehung von Krebszellen zu begünstigen und somit steigt mit dem Bauchumfang auch das Risiko einer Krebserkrankung. In mehreren Studien hat sich im Besonderen ein Zusammenhang zwischen Fett am Bauch und sogenannten gastrointestinalen Krebsarten wie zum Beispiel Speiseröhrenkrebs, Darmkrebs, Leberkrebs oder auch Bauchspeicheldrüsenkrebs gezeigt.

Sie sehen also: das Viszeralfett bringt zahlreiche Risikofaktoren für Ihre Gesundheit mit sich, weshalb Sie unbedingt darauf achten sollten, keine Fettzellen am Bauch anzulegen bzw. diese gezielt wieder loszuwerden. Doch wie genau erkennt man, ob man bereits zur Risikogruppe gehört oder man einfach nur ein kleines Wohlstandsbäuchlein hat, das absolut unbedenklich ist? Das erfahren Sie nun.

Ist mein Bauchfett bereits gefährlich oder noch normal? So finden Sie es heraus!

Wenn Sie herausfinden wollen, ob Sie bereits viszerale Fettzellen aufweisen, die Sie auf Dauer krank machen könnten, sollten Sie zunächst eine Blutanalyse durchführen lassen. Diese können Sie sowohl beim Hausarzt oder auch bei einem Ernährungswissenschaftler machen lassen. Gehen Sie zu einem Diätologen, hier haben Sie den Vorteil, dass dieser Ihnen direkt die relevanten Daten erklären und Ihnen dabei helfen wird, die lästigen Fettzellen im Falle des Falles wieder loszuwerden. Vor allem auf Werte wie Blutzucker, Cholesterin, Entzündungsmarker und auch Blutfette sollte dabei besonders viel Wert gelegt werden. Dank diesen Werten wird der Arzt nämlich einschätzen können, wie hoch das Gesundheitsrisiko in Ihrem konkreten Fall wirklich ist.

Neben dem Blutbild sollten Sie auch selbst Hand anlegen und mithilfe eines Maßbandes Ihren aktuellen Bauchumfang messen. Legen Sie es dafür auf der Höhe des Bauchnabels rund um Ihren Körper und lesen Sie den Wert ab. Dieser sollte bei Frauen eine Zahl von 80 cm nicht überschreiten, während bei Männern 94 cm als Richtwert gelten. Ab diesen Längenangaben ist mit einem statistisch erhöhten Risiko zu rechnen, eine Herz-Kreislauf-Erkrankung zu erleiden oder auch an Diabetes zu erkranken. Ab einem Wert von 88 cm bei Frauen bzw. 102 cm bei Männern ist wirklich Vorsicht geboten, denn das Risiko, eine der genannten Krankheiten zu bekommen ist überdurchschnittlich hoch und Sie sollten dringend handeln. Ist das bei Ihnen der Fall, steht also eines fest: das Fett muss nun weg. Dazu ist nicht nur die richtige Methode gefragt, auch etwas an Disziplin sollten Sie auf dem Weg zu einem gesünderen Ich mitbringen. Welche gesundheitsfördernden Maßnahmen Sie treffen können, um ein längeres und vor allem gesünderes Leben zu führen und welche Faktoren dabei von entscheidender Bedeutung sind, das erfahren Sie nun.

Sagen Sie Ihrem Bauchfett den Kampf an und Ihr Körper wird es Ihnen danken. Damit Sie Ihre lästigen und vor allem gesundheitsschädlichen Pfunde am Bauch erfolgreich loswerden können, sollten Sie die sogenannte BEA-Regel von nun an in Ihrem täglichen Leben integrieren.

Diese Abkürzung steht zum einen für Bauchübungen, für eine gesunde Ernährungsumstellung sowie Ausdauertraining. Wenn Sie sich an diese Regeln halten, werden Sie die lästigen Fettpölsterchen am Bauch schneller loswerden, als Sie glauben und können schon bald in ein viel gesünderes und somit auch bestimmt glücklicheres Leben starten. Vor allem, wenn Sie nicht nur unter Bauchfett sondern insgesamt unter starkem Übergewicht leiden, ist zunächst die gesunde Ernährung der wichtigste Schritt zu mehr Gesundheit und Wohlbefinden. Dazu zählt jedoch nicht einfach nur eine kalorienreduzierte Nahrungsaufnahme, denn diese führt schnell zu Heißhungerattacken und somit zum befürchteten Jojo-Effekt. Eine dauerhaft gesündere Ernährung mit wenig schlechten Kohlenhydraten, hochwertigen Eiweiß und vielen gesunden Fetten, sollte angestrebt werden.

Die richtige Ernährung gegen Bauchfett – so sagen Sie den lästigen Fettzellen den Kampf an

Wir alle wissen, dass wir uns gesund ernähren sollten, doch das ist im stressigen Alltag häufig gar nicht so leicht. Wir versuchen in der Mittagspause schnell einen kleinen Imbiss zu uns zu nehmen, am Abend ist jeder zu müde, um frisch zu kochen und auch die Snacks zwischendurch führen dazu, dass sich immer mehr lästige Pfunde am Körper ansammeln. Eine solche Lebensweise führt außerdem dazu, dass wir immer mehr den Bezug zu unserem Körper verlieren und uns auch gar nicht mehr wohlfühlen, bzw. immer weniger Leistung erbringen können. Gesunde Ernährung ist der Schlüsselfaktor für ein glückliches und langes Leben und unsere Gesundheit sollte es wert sein, uns jeden Tag kurz Zeit zu nehmen, um gesunde Nahrung zu uns zu nehmen. Vor allem, wenn Sie bereits unter einem erhöhten Bauchumfang leiden ist Vorsicht geboten. Die gute Nachricht ist jedoch, mit den richtigen Lebensmitteln ist es ganz einfach möglich, lästige Pfunde loszuwerden und gleichzeitig etwas für die Gesundheit unseres Körpers zu tun. So gibt es zahlreiche Lebensmittel, die die Fettzellen nicht nur dauerhaft schwinden lassen, sondern auch noch entzündungshemmende Eigenschaften mit sich bringen, wodurch unser Körper sich langsam wieder regeneriert und wir uns insgesamt besser fühlen werden.

Zu einer entzündungshemmenden und gesunden Ernährungsweise, mit deren Hilfe Ihr Bauchfett ganz einfach schmelzen wird, gehören folgende Komponenten:

Magnesium:

Ein weiterer wichtiger Faktor auf dem Weg zu weniger Bauchfett ist der Mineralstoff Magnesium, denn dieser hat ein stark entzündungshemmendes Potenzial und wirkt vor allem in Verbindung mit Calcium wahre Wunder.

Viele Menschen wissen gar nicht, dass sie unter einem akuten Magnesiummangel leiden und sich Entzündungen in ihrem Körper deshalb besonders lange halten. Trotzdem sollte dieser Mangel unbedingt ausgeglichen werden, denn Magnesium lässt nicht nur Entzündungen besser abklingen bzw. verhindert diese, es macht zudem stressresistent und wirkt erfolgreich gegen Diabetes. Wissenschaftler konnten sogar herausfinden, dass Menschen, die ausreichend Magnesium zu sich nehmen, viel seltener an Übergewicht leiden und zudem gesünder sind. Magnesium kann entweder in Form von Nahrungsmitteln wie zum Beispiel Hülsenfrüchten, Spinat, Leinsamen oder auch Sonnenblumenkerne aufgenommen werden. Im Falle eines sehr eklatanten Magnesiummangels sind jedoch auch Nahrungsergänzungsmittel eine gute Wahl.

Omega-3-Fettsäuren:

Auch wenn wir das Fett an unserem Bauch loswerden möchten, dürfen wir jedoch nicht auf gesunde Öle und Fette verzichten, denn diese sind für eine entzündungshemmende und gesunde Ernährung besonders wichtig. Omega -3-Fettsäuren sorgen dafür, dass unsere Blutfettwerte perfekt reguliert sind und halten unsere Zellen gesund. Besonders gute Omega-3-Fettsäuren finden sich zum Beispiel in Leinöl, Hanföl oder auch Walnussöl. Sie sollten bei der Verwendung von diesen jedoch darauf achten, kaltgepresste Öle zu verwenden, die mehrfach ungesättigt sind.

Zum Kochen hingegen sind diese nicht geeignet, da sie sehr hitzeempfindlich sind und den Garprozess nicht überstehen.

Zu diesem Zweck ist hingegen Kokosöl die beste Wahl, da es extrem hitzebeständig ist und zudem ebenfalls zahlreiche gesundheitliche Vorteile mit sich bringt. Ein weiterer perfekter Omega-3-Lieferant sind Chiasamen. Möchten Sie sich aus diesen ein Dessert zaubern oder aber ein paar in das Joghurt geben, ist es jedoch besonders wichtig darauf zu achten, Chiasamen aus biologischem Anbau zu verwenden, da diese ansonsten stark Schadstoffbelastet sein können.

Kohlenhydrate:

Kohlenhydrate gehören zu einer ausgewogenen Ernährung dazu, dabei sollte man jedoch unbedingt zwischen guten und schlechten

Kohlenhydraten unterscheiden. Gesunde Kohlenhydrate liefern dem Körper Energie und sorgen dafür, dass sowohl der Körper als auch der Geist zu Höchstleistungen fähig ist. Gesunde Kohlenhydrate zeichnen sich dadurch aus, dass sie langkettig sind und zunächst aufgespaltet werden müssen, bevor sie langsam ins Blut abgegeben werden. Vollkornprodukte besitzen sekundäre Pflanzenstoffe und auch Ballaststoffe. Daher sind sie bestens dafür geeignet, den Körper die benötigte Energie zu liefern. Kurzkettige Kohlenhydrate sorgen hingegen dafür, dass es zu einer vermehrten Insulinausschüttung kommt und beim Abfall des Blutzuckers Heißhungerattacken entstehen.

Proteine:

Neben Fetten und Kohlenhydraten gehören auch Proteine zu den sogenannten Makronährstoffen. Proteine zeichnen sich dadurch aus, dass sie aus sehr großen Molekülen bestehen, die wiederum aus zahlreichen verschiedenen Aminosäuren aufgebaut sind. Während wir Proteine verdauen, werden diese in die verschiedenen Aminosäuren zerlegt, aus denen der menschliche Körper die Proteine in Eigenregie wieder umwandelt, die er benötigt. Dabei kann es sich um Muskeln, Antikörper, Proteine für das Bindegewebe, Keratin für die Nägel und einiges mehr handeln. Proteinreiche Lebensmittel wie zum Beispiel Eier, Quark, mageres Fleisch oder auch Haferflocken sollten daher bei keiner ausgewogenen Mahlzeit fehlen.

11 Lebensmittel, die den Weg zu einem geringeren Bauchumfang verkürzen

Wir haben nun bereits einiges darüber erfahren, welche Bestandteile eine gesunde und ausgewogene Mahlzeit auf alle Fälle haben sollte und welche Nährstoffe dabei nicht fehlen dürfen. Wenn Sie sich an diese Anweisungen halten, werden Sie auch schon bald die ersten Fortschritte erkennen können und einige Kilos verlieren. Möchten Sie aber noch gezielter etwas gegen Ihr Bauchfett tun, so gibt es einige Lebensmittel, die Ihnen dabei helfen, das überschüssige Fett noch schneller loszuwerden und das ohne hungern zu müssen.

Bei uns erfahren Sie nun, um welche Lebensmittel es sich dabei handelt und wie diese genau wirken.

1. Gerstengras

Möchten Sie Ihren Körperfettanteil insgesamt verringern und dafür sorgen, dass Ihre Fettverbrennung so richtig angekurbelt wird, darf auf eine ausreichende Flüssigkeitszufuhr keinesfalls vergessen werden. Natürlich ist Wasser oder ungesüßter Tee in diesem Fall bestens geeignet, doch um die Stoffwechselaktivität zusätzlich auf Vordermann zu bringen, sollten Sie zu Gerstengraswasser greifen. Dieses bekommen Sie mittlerweile in gut sortierten Reformhäusern oder auch in Apotheken und es sorgt dafür, dass Ihr Bauchfett selbst im Ruhezustand abgebaut wird. Trinken Sie daher zu diesem Zweck mindestens zwei Gläser Gerstengraswasser pro Tag. Auch wenn dieses vielleicht nicht ganz so gut schmeckt, wie Sie sich das vielleicht erhoffen, hat es dennoch eine tolle Wirkung auf die Fettverbrennung des menschlichen Körpers. Doch Gerstengras regt nicht nur den Stoffwechsel an, es reguliert außerdem auf den Blutzuckerspiegel, wodurch Heißhungerattacken effektiv entgegengewirkt werden kann und auch ein Sättigungsgefühl wird schneller erreicht.

2.Kakao

Sie werden es wohl nicht für möglich halten, doch auch Kakao sorgt dafür, dass der Stoffwechselprozess im Körper auf Hochtouren läuft. Natürlich sollte es sich dabei um echtes naturbelassenes und vor allem dunkles Kakaopulver Halten, das nicht mit künstlichem Zucker versetzt wurde. Besonders gut geeignet sind sogenannte Kakaobits, bei denen es sich um kleine dunkle Kakaostücke handelt, die einen leicht bitteren Geschmack haben und den Körper dank seinem hohen Anteil an Magnesium mit guter Energie versorgen. Gleichzeitig sorgt der Kakao dafür, dass das Stresshormon Cortisol abgebaut wird und dieses den Körper nicht belastet.

3. Eier

Ein weiteres tolles Lebensmittel, wenn Sie endlich Ihr Fett am Bauch loswerden wollen, sind Eier. Diese enthalten neun wichtige

Aminosäuren, die für den Muskelaufbau im Körper dringend benötigt werden, bzw. auch dafür sorgen, dass unsere Muskeln dank ausreichend Energie erhalten bleiben. Je mehr Muskeln sich in unserem Körper befinden, umso besser funktioniert auch der Stoffwechsel, da die Energie der Muskeln aus vorhandenen Fettzellen gewonnen wird. Somit verbrennt der Körper sogar im Ruhezustand mehr Kalorien.

4. Kokosöl

Bei Kokosöl handelt es sich wie bereits erwähnt, um ein sehr gesundes Öl, das den menschlichen Stoffwechsel ebenfalls so richtig auf Touren bring. Das Öl wird aus der Frucht der Kokosnuss gewonnen und kann sehr stark erhitzt werden. Daher ist das Öl perfekt dafür geeignet, um zu braten zu kochen oder auch um Müslis zu verfeinern. Im besten Fall sollten Sie zumindest zwei Esslöffel Kokosöl pro Tag zu sich nehmen. Das Öl besitzt zahlreche gesunde mittelkettige Fettsäuren, die unter anderem der Leber dabei helfen, Giftstoffe auszuscheiden und zusätzlich dafür sorgen, dass ein langanhaltendes Sättigungsgefühl einsetzt. Die mittelkettigen Fettsäuren werden im Körper in sogenannte Ketone verwandelt, die den Körper mit Energie versorgen, ohne die Fettzellen zu füllen.

5. Vitamin C

Vitamin C ist wichtig für unsere Gesundheit, das wissen wir bereits seit unserer Kindheit. Aber nicht nur gegen Schnupfen, Halsweh und Fieber hilft Vitamin C, es sorgt zudem für eine erhöhte Fettverbrennung, wodurch die Pölsterchen am Bauch ganz von alleine schmelzen. Das liegt daran, dass Vitamin C für eine erhöhte Produktion des Hormons Noradrenalin sorgt. Dieses löst das Fett aus den Zellen und sorgt dafür, dass es abtransportiert werden kann. Essen Sie daher viele rote Paprika, Zitrusfrüchte und natürlich auch Brokkoli, um Ihr Bauchfett loszuwerden.

6. Grüner Tee

Ein weiteres tolles Lebensmittel, um endlich eine schlankere Körpermitte zu bekommen, ist grüner Tee. Dieser ist nicht nur mit zahlreichen Antioxidantien angereichert, die gut für die Gesunderhaltung unserer Zellen sind. Zusätzlich sorgen auch zahlreiche Polyphenole für eine erhöhte Fettverbrennung. Eine weitere Vorteil dieses schlankmachenden Getränks kann zudem darin gesehen werden, dass es absolut keine Kalorien besitzt, vorausgesetzt, Sie süßen den Tee nicht mit Zucker oder anderen Süßungsmitteln.

7. Gewürze

Möchten Sie dauerhaft dafür sorgen, nicht nur Ihr Traumgewicht zu bekommen sondern dieses auch zu halten, sollten viele Gewürze von heute an täglich auf Ihrem Speiseplan zu finden sein. Vor allem scharfe Gewürze, wie Chile oder auch Curry erhöhen die Körpertemperatur und kurbeln so den Stoffwechsel an. Somit verbrennen Sie ganz nebenbei Kalorien und das ohne auf Essen verzichten zu müssen. Ein weiteres Zaubergewürz heißt Kurkuma, denn dieses sorgt dafür, dass Ihre Gallenblase mehr Gallenflüssigkeit produziert und somit die Fettverbrennung zusätzlich unterstützt wird. Darüber hinaus zügelt das gelbe Gewürz den Appetit. Zimt wirkt sich ebenfalls äußerst positiv auf die Fettverbrennung und den Blutzuckerspiegel aus, da er diesen konstant niedrig hält und Sie somit effektiv etwas zur Vorbeugung von Heißhungerattacken tun.

Ingwer sollte ebenfalls nicht fehlen, da es sich ebenfalls um ein sehr gesundes Gewürz handelt, das freie Radikale im Blut bindet und den Stoffwechsel anregt.

8. Haferflocken

Wir alle wissen, dass Haferflocken gesunde Energielieferanten sind, die zahlreiche Vitamine, Mineralstoffe sowie Ballaststoffe enthalten Dass Haferflocken jedoch auch beim Abnehmen helfen können, das wissen die meisten nicht. Das gesunde Getreide sorgt dafür, dass unser Körper mit ausreichend Energie versorgt wird, der Blutzuckerspiegel aber dennoch langsam konstant ansteigt und nicht zu schnell wieder abfallen kann. Die in den Haferflocken enthaltenen Ballaststoffe bringen nicht nur unsere Verdauung in Schwung, sie dämpfen außerdem den Hunger und senken den Cholesterinspiegel. Egal ob als Haferschleim oder als Müsli, auf dem Weg zu einem gesünderen Leben sind Haferflocken die idealen Begleiter.

9. Kartoffeln

Kartoffeln sind im Allgemeinen als Dickmacher verschrien, doch damit tut man ihnen absolut unrecht. Richtig zubereitet haben 100 g Kartoffeln nämlich gerade einmal 70 kcal und damit sind sie absolut Figur freundlich. Außerdem verfügen Kartoffel über zahlreiche Nährstoffe wie Vitamin C, Eiweiß, Kalium, Magnesium sowie Ballaststoffe und machen somit auch lange satt. Damit das auch wirklich der Fall ist, muss jedoch auf die richtige Zubereitungsweise geachtet werden. Kartoffeln, die in Fett frittiert oder herausgebraten werden, haben nicht mehr viel mit der beschriebenen kalorienarmen Variante gemeinsam. Zudem enthalten sie viele Nährstoffe und machen lange satt. Möchten Sie die Figur freundliche Vorteile der Kartoffel genießen, sollten Sie sich für die festkochende Variante entscheiden, denn bei dieser handelt es sich um die gesündeste.

Diese haben nämlich einen niedrigen glykämischen Index, wodurch angezeigt wird, dass der Blutzucker nur sehr langsam in die Höhe geht. Während Sie Kartoffeln mit Schale genießen können, sollten

Sie alle anderen Sorten geschält verzehren, da sich in der Schale häufig Giftstoffe bilden können, wenn die Kartoffeln zu lange gelagert werden.

10. Hülsenfrüchte

Waren Hülsenfrüchte früher vor allem in einfacher Hausmannskost wie Eintöpfen oder Suppen zu finden, hat sich das Image von Bohnen, Linsen und Co. mittlerweile stark verändert. Vor allem Vegetarier schwören auf die eiweißreiche Kost und auch beim Abnehmen haben sich Hülsenfrüchte dank ihrer speziellen Zusammensetzung als echte Wunderwaffe erwiesen. Diese besitzen im Gegensatz zu anderen pflanzlichen Lebensmitteln nämlich einen sehr hohen Eiweißgehalt und auch ihre sättigende Wirkung konnte mittlerweile lückenlos in einer kanadischen Studie bewiesen werden. Die Probanden nahmen gezielt mehr Hülsenfrüchte zu sich und verzichtet im Gegensatz dazu auf andere Lebensmittel. Innerhalb von nur acht Wochen hatte sich der Bauchumfang aller Teilnehmer zum Positiven verändert.

11. Quinoa:

Viele Menschen glauben, dass es sich bei Quinoa um ein Getreide handelt doch das ist nicht der Fall. Quinoa gehört zur Gattung der sogenannten Fuchsschwanzgewächse. Die Zubereitung der kleinen Körner ähnelt sehr der von Reis oder auch Couscous. Da Quinoa jedoch einen extrem niedrigen glykämischen Index aufweist, handelt es sich hierbei um die beste Möglichkeit, um schlechte Kohlenhydrate effektiv zu ersetzen und so dafür zu sorgen, dass der Blutzuckerspiegel nur sehr langsam und sanft angehoben wird. Zudem besitzt das sogenannte Inka-Reis sehr viel Eiweiß, ist reich an Ballaststoffen und somit ideal, um das Bauchfett endlich in den Griff zu bekommen. Aber auch die Verdauung wird dank dieser kleinen Wunderkörner anständig angekurbelt.

Bauchfett endlich loswerden? Dann sollten Sie auf diese Lebensmittel verzichten

Genauso, wie es Lebensmittel gibt, die besonders gut dafür geeignet sind, um den Fettstoffwechsel anständig auf Touren zu bringen und somit ganz nebenbei dafür zu sorgen, dass die Fettzellen am Bauch endgültig verschwinden, gibt es auch Lebensmittel, die es unbedingt zu vermeiden gilt. Dafür ist gar nicht einmal ein strenger Diätplan nötig, lassen Sie einfach folgende Lebensmittel weg und Sie kommen dem Ziel Ihrer Traumfigur wieder ein ganzes Stück näher.

Salz

Salz gehört zu unseren wichtigsten Gewürzen und wahrscheinlich essen wir kaum eine Speise, die nicht zumindest etwas mit dem sogenannten weißen Gold abgeschmeckt wurde. Das ist auch gar nicht weiter schlimm, denn Salz gehört zu einer ausgewogenen

Ernährung dazu und versorgt unseren Körper mit Jod. Doch wie bei so vielen, gilt auch hier: weniger ist oft mehr, denn wer zu viel Salz zu sich nimmt hat mit zahlreichen negativen Konsequenzen zu kämpfen. Arterienverkalkung und Herzinfarkte können die Folge sein. Zu den etwas weniger schwerwiegenden, aber dennoch nicht zu unterschätzenden Folgeerscheinungen des zu hohen Salzkonsums zählen Wassereinlagerungen, was sich wiederum am Bauch zeigt. Vermeiden Sie daher vor allem Fertiggerichte jeglicher Art, da diese in den meisten Fällen sehr stark mit Salz versetz sind, um haltbar gemacht zu werden.

Weißbrot

Wie bereits an einer früheren Stelle erwähnt, zählen schlechte Kohlenhydrate zu Ihren stärksten Gegnern, wenn Sie Ihr Bauchfett loswerden möchten. Versuchen Sie daher weitgehend auf weißes Gebäck und vor allem helle Weizenprodukte jeglicher Art zu verzichten. Dieses besteht nämlich aus sehr kurzen Kohlehydratketten und peitscht Ihren Blutzuckerspiegel innerhalb kürzester Zeit nach oben, was beim Abfall jedoch zu extremen Heißhungerattacken führt. Wünschen Sie sich, die Fettzellen am Bauch endgültig loszuwerden, so sollten Sie Weißbrot jeglicher Art sowie auch helle Nudeln von Ihrem Speiseplan streichen. Greifen Sie stattdessen lieber zu den bereits erwähnten Vollkornprodukten.

Alkohol

Alkohol ist schädlich, da gibt es keinen Zweifel. Doch auch auf dem Weg zu einem flacheren Bauch und somit zu einem gesünderen Leben ist er sehr hinderlich. Was viele nicht wissen ist, dass sowohl Wein als auch Bier sehr viele Kalorien haben und diese zudem die Testosteronbildung eindämmen. Alkohol bringt jedoch noch eine weitere schlechte Eigenschaft mit sich, er wirkt nämlich besonders Appetit anregend, weshalb wir bei einer Mahlzeit, wenn wir gleichzeitig Alkohol zu uns nehmen, um einiges mehr essen.

Daher sollten Sie das obligatorische Bier oder auch das Glas Wein zum Essen lieber weglassen und stattdessen zu einem Glas Wasser greifen. Auch die Fettverbrennung wird für eine gewisse Zeit nach dem Konsum des Alkohols eingedämmt und somit verlangsamt sich der Stoffwechsel.

Intermittierendes Fasten lässt die Fettzellen am Bauch schrumpfen

Fastenkuren machte man noch vor einiger Zeit eher aus religiösen Gründen, doch dank eines neuen Gesundheitstrends hat sich das mittlerweile geändert. Immer mehr Menschen möchten etwas Gutes für Ihre Gesundheit tun und intermittierendes Fasten scheint zu diesem Zweck der optimale Weg zu sein. Doch was ist das eigentlich genau? Es handelt sich hierbei um eine besondere Form der

Essenspausen, bei der entweder für ganze Tage oder aber stundenweise auf feste oder besonders kalorienreiche Nahrung verzichtet wird. Daher ist das intermittierende Fasten auch unter dem Begriff „Intervallfasten" bekannt. Der große Vorteil dieser Ernährungsweise kann darin gesehen werden, dass der Blutzuckerspiegel für einen langen Zeitraum konstant gehalten und die Insulinausschüttung der Bauchspeicheldrüse gedrosselt wird. Auf diese Weise bleibt auch der unschöne Jo-Jo-Effekt aus, der bei so vielen kalorienreduzierten Diäten die Folge sein kann.

Heißhungerattacken sind dank der Fastenmethode nämlich kein Problem und da man nicht wirklich auf etwas verzichten muss, ist auch die Gefahr des nächtlichen Gangs zum Kühlschrank gebannt. Das Intervallfasten kann je nach individuellem Wunsch unterschiedlich betrieben werden. Im besten Fall verzichten Sie jedoch ca. 16 Stunden am Tag auf feste Nahrung, wobei in diesem Zeitraum auch die Schlafphase fällt. Essen Sie zum Beispiel zwei Mahlzeiten am Tag. Verzichten Sie zu diesem Zweck auf ein Frühstück, essen Sie jedoch um 12 Uhr zu Mittag und nehmen Sie eine zweite Mahlzeit um 19:00 zu sich. So entsteht eine Fastenperiode von 16 Stunden und Ihr Körper kann die aufgenommene Nahrung vollständig verarbeiten.

Auf diese Weise wird nicht nur Ihre Verdauung besser funktionieren auch die Blutzucker-sowie Insulinwerte sinken und Ihr Stoffwechsel wird entlastet. Das Risiko für Herz-Kreislauf-Erkrankungen, Diabetes und anderen ernsthaften Krankheiten wird durch das

Intervallfasten drastisch reduziert und auch der Bauchumfang wird sich langsam und dennoch konstant verringern. Möchten Sie nicht täglich Essenspausen einlegen, können es auch ein oder zwei Fastentage in der Woche sein.

Bewegung gegen Bauchfett

Um Ihr Bauchfett in den Griff zu bekommen, sollten Sie auch auf ausreichend Bewegung keinesfalls verzichten. Vor allem, wenn Sie sonst zu den Menschen gehören, die bei Worten wie Ausdauertraining oder Muskelaufbau lieber weglaufen, wird es Zeit, ab jetzt mehr Bewegung in Ihr Leben zu integrieren. Das heißt natürlich nicht, dass Sie von nun an jeden Tag einen Halbmarathon laufen müssen oder sich stundenlang im Fitnessstudio verausgaben sollen.

Versuchen Sie einfach etwas Sport in Ihren täglichen Alltag miteinzubeziehen, denn in zahlreichen wissenschaftlichen Studien konnte nachgewiesen werden, dass bereits 30 Minuten leichte Bewegung am Tag ausreichen, um den Körperfettanteil zu reduzieren und auf diese Weise effektiv etwas für die eigene Gesundheit zu tun. Dabei kann es sich um einen flotten Spaziergang auf dem Weg zur Arbeit handeln, die Treppen zu nehmen, statt den Lift, eine schnelle Nordic-Walking-Runde oder aber ein paar Längen im Schwimmbad. Bereits nach einigen Wochen werden Sie eine positive Veränderung an Ihrem Körper feststellen und auch die psychischen Auswirkungen von regelmäßiger Bewegung dürfen keinesfalls unterschätzt werden. Sie werden sich nicht nur leistungsfähiger fühlen und stressigen Situationen schneller Herr werden, der Dopaminspiegel wird auf angenehme Weise angehoben. Wird die Bewegung mit einer Ernährungsumstellung kombiniert, verlieren Sie nach und nach Ihr viszerales Fett und haben damit einen wichtigen Schritt in Richtung besseres und gesünderes Lebensgefühl gemacht. Vielleicht wird es Ihnen nicht allzu leicht fallen, sich von nun an täglich mehr zu bewegen doch denken Sie an die sogenannte Drei-Wochen-Regel.

Diese besagt folgendes: Wenn Sie es geschafft haben, eine neue Tätigkeit über drei Wochen hinweg täglich in Ihren Alltag zu integrieren, so wird es Ihnen nicht mehr schwerfallen, diese weiter auszuführen. Ganz im Gegenteil, Sie werden Ihre neue Angewohnheit vermissen, wenn Sie dieser einmal nicht nachgehen können. Neben der richtigen Ernährung und Bewegung im Alltag, sind es aber vor allem auch gezielte Bauchübungen, mit denen Sie den Fettzellen um die Körpermitte den Kampf ansagen können und das auf besonders effektive und schnell sichtbare Weise.

Mit diesen Bauch-weg-Übungen geht es den gesundheitsschädlichen Fettzellen so richtig an den Kragen

Zusätzlich zur richtigen Ernährung und ausreichend Bewegung im Alltag sollte auch die eine oder andere Bauchübung auf dem Weg zu Ihrer schlanken Körpermitte keinesfalls fehlen.

Mit ein paar effektiven Bauch-weg-Übungen schaffen Sie es in gerade einmal 5 Minuten gezielt etwas gegen Ihr Bauchfett und somit etwas für ein längeres und vor allem gesünderes Leben zu tun. Das Beste daran ist, dass Sie keinerlei Hilfsmittel zu diesem Zweck verwenden müssen, denn alles was Sie brauchen, ist eine dünne Fitnessmatte oder ein weicher Teppich und schon kann es losgehen.

Natürlich werden Sie es nicht innerhalb von zwei Wochen schaffen, Ihren gut genähten Wohlstandsbauch in einen perfekten Waschbrettbauch zu verwandeln. Mit etwas Disziplin ist eine schlankere Körpermitte dank der richtigen Übungen aber dennoch schnell in greifbarer Nähe.

Warum helfen die Bauchweg-Übungen so effektiv gegen die Fettzellen

Wie wir nun bereits wissen, bringen die Fettzellen am Bauch zahlreiche negative Folgeerscheine mit sich, wie zum Beispiel ein höheres Risiko an Herz-Kreislaufkrankheiten zu erkranken. Es gibt jedoch auch eine gute Nachricht, im Zusammenhang mit Bauchfett: die Fettzellen, die sich hier befinden, zeichnen sich durch eine besonders hohe Stoffwechselaktivität aus, wodurch Sie diese besonders schnell wegtrainieren und wieder loswerden können. Einige dieser Übungen wollen wir Ihnen genauer vorstellen. Dabei finden Sie auch unterschiedliche Variationsmöglichkeiten, um die Übungen Ihrem persönlichen Fitnesslevel entsprechend durchzuführen.

1. der Crunch

Denkt man an Bauchmuskelübungen, kommt einem zunächst wahrscheinlich der ganz klassische Crunch in den Sinn, den wir bereits alle im Turnunterricht als Kinder gelernt haben. Das ist auch kein Wunder, denn es handelt sich hierbei um den Klassiker unter den Bauchmuskelübungen und das völlig zu Recht. Die Übung beansprucht nämlich auf effektive Weise die geraden Bauchmuskeln und führt auf schnellsten Weg zu einem schlankeren Bauch. Führen Sie den Crunch richtig aus, so werden Sie das vor allem im oberen Bauchbereich, direkt unter dem Rippenbogen wahrnehmen.

So funktioniert´s: Legen Sie sich gerade auf den Rücken und stellen Sie die Füße hüftbreit auf. Anschließend heben Sie den Oberkörper an und rollen ihn ein, bis Sie beide Schulterblätter vom Boden angehoben haben. Während Sie diese Bewegung ausführen sollten Sie darauf achten, die Rippen zu den Hüften zu ziehen und den Bauchnabel nach innen fest anzuspannen. Während der Übung sollten Sie zudem gezielt darauf achten, Ihren Nacken nicht zu verkrampfen und den Kopf in einer neutralen, für Sie angenehmen Position zu halten. Sollten Sie merken, dass Ihr Nacken immer angespannter wird kann es helfen, die Zunge gegen den Gaumen zu drücken und schon entspannt sich Ihre Nackenmuskulatur. Wiederholen Sie die Übung nun mindestens 15 mal, in insgesamt drei Sätzen.

Je nachdem, welche Armposition Sie während dem Crunch wählen können Sie entscheiden, wie schwer bzw. leicht die Übung sein soll. Halten Sie die Arme während der Übung gestreckt nach vorne oder vor Ihrer Brust gekreuzt, so wird die Übung einfacher, als wenn Sie die Hände hinter Ihrem Kopf verschränken.

2. der Reverse Crunch

Der klassische Cunch kann anhand kleiner Veränderungen in zahlreiche weitere Trainingsvarianten umgewandelt werden. Möchten Sie gezielt etwas für Ihre unteren Bauchmuskeln tun, sollten Sie sich für den Reverse Crunch entscheiden. Vor allem am Anfang wird Ihnen diese Übung wahrscheinlich alles andere als leicht fallen, doch das ist kein Problem. Der Reverse Crunch beanspruch nämlich vor allem die unteren Bauchmuskeln, die bei den meisten Menschen viel zu wenig zum Einsatz kommen und daher häufig verkümmert sind. Überwinden Sie sich dennoch und führen Sie die Übung regelmäßig durch, werden Sie schon schnell eine Verbesserung Ihres Fitnesslevels wahrnehmen und ein flacherer Bauch wird die Belohnung sein.

So funktioniert´s: Beginnen Sie zunächst wieder in Rückenlage und stellen Sie Ihre Beine hüftbreit auf. Heben Sie nun Ihre Beine an, bis ich Ihre Füße parallel zur Decke befinden und sich Ihr Unterköper eicht einrollt. Heben Sie nun Ihre Hüften an, so dass sich Ihr Gesäß icht mehr am Boden befindet und sich der Unterkörper noch weiter inrollt.

Möchten Sie die Übung in einem etwas höheren Schwierigkeitsgrad ausführen, lassen Sie die Beine gebeugt, so dass sich Ihre Fersen am Po befinden. Wichtig ist bei der Ausführung des Reverse Crunch darauf zu achten, die Kraft wirklich aus den Bauchmuskeln zu ziehen und nicht einfach nur mit Schwung zu arbeiten. Führen Sie am besten von dieser Übung ebenfalls 15 Wiederholungen in 3 Sätze aus.

Ist Ihnen der Reverse Crunch nach einiger Zeit zu leicht, ist es ebenfalls möglich dies zu ändern. Halten Sie die Position einfach etwas länger und das bei jeder zweiten oder auch bei jeder Wiederholung. Zusätzlich ist es möglich, beim Erreichen des höchsten Punkts die Hüfte etwas nach außen zu drehen. Auf diese Weise beanspruchen Sie zusätzlich die schrägen Bauchmuskeln.

3. Bugs

Bei den Bugs handelt es sich um eine andere Variante des Crunch, die auch unter dem Namen „Bicycle Crunch" bekannt ist. Es handelt sich dabei um eine besonders effektive Übung für die schräge Bauchmuskulatur.

So funktioniert´s: Legen Sie sich für diese Übung ebenfalls auf den Rücken und ziehen Sie die Knie im 90°-Winkel an. Führen Sie nun abwechselnd die linke Schulter und das rechte Knie zusammen und andersherum. Wiederholen Sie die Übung dann wiederum 15-mal zu je 3 Sätzen.

Ist Ihnen die Übung anfangs zu schwer, was durchaus vorkommen kann, sollten Sie Ihre Fußspitzen einfach auf den Boden abstellen und anschließend weitermachen. Falls die Bugs dann immer noch nicht leicht genug sind, können Sie die Füße auch ganz abstellen und nur Ihren Oberkörper bewegen.

Fällt Ihnen die Übung hingegen von Anfang an leicht, sollten Sie das nicht einfach hinnehmen, sondern sich lieber für folgende, effektivere Variante entscheiden: Heben Sie den Oberkörper ebenfalls an, ziehen Sie dabei jedoch die Schulter effektiv zurück, um eine stärkere Rotation zu erzeugen. Anschließend können Sie am Endpunkt der Bewegung noch etwas länger in der Position zu verweilen, bevor Sie die Seite wechseln.

Core-Übungen und ihre beeindruckende Wirkung auf Fettzellen am Bauch

Die klassischen Bauch-weg-Übungen zeigen vor allem dann schnelle Erfolge, wenn Sie diese mit Übungen aus dem Core-Training kombinieren. Es handelt sich dabei um eine ganz besondere Form des Workouts, bei dem die Tiefenmuskulatur besonders intensiv beansprucht wird. Auf diese Weise ist es noch schneller möglich, die Fettzellen am Bauch endlich loszuwerden und stattdessen Bauchmuskeln aufzubauen. Doch was genau bedeutet Core und wie sehen die Übungen aus?

Wie wirkt Core-Training auf den Bauch?

Vielleicht haben Sie bereits von der Effektivität des Core-Traings gehört. Dieses sorgte vor allem im Jahr 2006 für Aufruhe, als der Trainer des deutschen Nationalteams Jürgen Klinsmann öffentlich bekannt gab, die Spieler mithilfe spezieller Übungen auf die Fußball-Weltmeisterschaft vorzubereiten. Bei diesen Übungen sollte gezielt versucht werden, die Tiefenmuskulatur zu stärken und nicht einfach nur die großen Muskelgruppen zu beanspruchen. Ganz ähnlich wie beim Pilates, bei dem das sogenannte Powerhouse gezielt aktiviert werden, werden auch beim Core-Training die tiefliegenden Muskeln dauerhaft angespannt und so die Körpermitte auf Vordermann gebracht. Das Programm wurde von Mark Verstegen, dem Trainer der deutschen Fußballnationalmannschaft, entwickelt. Das Wort „Core" bedeutet dabei so viel wie Kern und das spezielle Training sorgt dafür, dass nicht nur die Muskulatur gezielt gestärkt, sondern der Körper insgesamt leistungsfähiger wird. So sorgen zum Beispiel die tiefer liegenden schrägen Bauchmuskeln dafür, dass die Körpermitte wie ein Korsett geschnürt und somit besser gestützt werden kann. Auch die Rückenmuskeln werden auf diese Weise effektiv stabilisiert und stützen die gesamte Wirbelsäule. Auf diese Weise können Rückenschmerzen, Bandscheibenvorfälle und Haltungsschäden verhindert werden. Aber vor allem gegen die Fettzellen am Bauch können Sie mit der ein oder anderen Core-Übung etwas tun. Wir möchten Ihnen diese Übungen nun etwas genauer vorstellen.

1. die Standwaage

Bei dieser Core-Übung müssen Sie sich zunächst aufrecht hinstellen und versuchen, Körperspannung aufzubauen. Anschließend verlagern Sie Ihr Gewicht auf das linke Bein, während Sie das rechte gerade nach hinten ausstrecken, im besten Fall bis auf Hüfthohe.

Bei dieser Bewegung gehen Sie gleichzeitig etwas mit dem Oberkörper nach vorn, bis sich Ihr Rücken und Ihr Bein auf einer Linie befindet. Halten Sie diese Position nun zwischen 10 und 30 Sekunden pro Bein und wiederholen Sie das ganze mindestens 3-mal. Besonders wichtig ist, dass Sie bei der Standwaage nicht aus dem Gleichgewicht kommen und die Körperspannung durchgehend halten.

2. der Unterarmstütz

Eine weitere sehr effektive, wenn auch äußerst anstrengende Übung ist der sogenannte Unterarmstütz oder Plank. Bei diesem befinden Sie sich zunächst in Bauchlage auf dem Boden. Stützen Sie nun die Unterarme auf, wobei sich Ihre Ellbogen exakt unter den Schultergelenken befinden sollten.

Die Fußspitzen sind dabei abgestellt und der Bauchnabel muss über die gesamte Zeitspanne hinweg eingezogen bleiben. Sie sollten versuchen, diese Übung am Anfang 30 Sekunden zu halten und den Zeitraum bis zu zwei Minuten ausdehnen. Übertreiben Sie es jedoch anfangs lieber nicht, da Sie ansonsten mit einem üblen Muskelkater bestrafft werden könnten. Möchten Sie die Übung aber dennoch nach einer Zeit etwas schwieriger gestalten, können Sie auch noch abwechselnd ein Bein anheben.

3. die Schulterbrücke

Bei der Schulterbrücke müssen Sie sich zunächst auf den Rücken legen und die Beine währenddessen im 90-Grad-Winkel aufstellen. Anschließend strecken Sie die Arme im 45-Grad-Winkel am Boden zur Seite aus. Ziehen Sie nun den Bauchnabel wieder fest nach innen, damit wir auch wirklich etwas gegen unseren Bauch tun. Spannen Sie nun die Gesäßmuskel an und heben Sie das Becken soweit es geht an, bis Ihr Körper eine gerade Linie von den Knien bis zu den Schultern bildet.

Die Schultern, die Arme, die Hände und auch die Fersen sollten dabei jedoch nicht vom Boden abheben. Halten Sie nun diese Position für wenige Momente und senken Sie dann die Hüften langsam wieder zu Boden. Im Besten Fall sollten Sie diesen jedoch nicht berühren, sondern die Hüfte gleich wieder anheben. Führen Sie nun 15 bis 30 Wiederholungen aus und Sie werden schon bald erste Ergebnisse feststellen können. Falls Sie eine Variation der Übung durchführen möchten, können Sie die Beine abwechselnd vom Boden heben und wieder abstellen. Auch das wechselseitige Ausstrecken der Beine ist möglich.

4. der Seitstütz

Beim sogenannten Seitstütz handelt es sich ebenfalls um eine sehr anspruchsvolle Übung, die jedoch sehr gut für unsere Körpermitte ist und die Fettpolster am Bauch besonders schnell schmelzen lässt.

Legen Sie sich dafür seitlich auf den Boden und stützen Sie sich nun auf einen Ihrer Unterarme ab. Den anderen Arm halten Sie ganz entspannt am Rumpf. Die Beine halten Sie dabei geradeaus gestreckt und die Fußspitzen ziehen Sie währenddessen Richtung Schienbein nach oben. Heben Sie nun Ihr Gesäß vom Boden und das soweit, bis der Rumpf eine komplett gerade Linie bildet. Spannen Sie die Bauchmuskulatur fest an, indem Sie den Bauchnabel nach innen ziehen und halten Sie die Position.

Möchten Sie das Workout etwas herausfordernder gestalten, können Sie den oberen Arm sowie das obere Bein anheben. Eine andere Möglichkeit ist es, den stützenden Arm sowie das Bein auf einen unebenen Grund abzustellen.

Fazit:

Mit unseren Tipps gehören lästige Fettzellen am Bauch endlich der Vergangenheit an. Das ein oder andere Kilo zu viel muss noch lange nichts heißen, dass Ihre Gesundheit gefährdet ist und Sie ein erhöhtes Risiko aufweisen, eine schwere Krankheit zu erleiden oder einen Gefäßschaden zu riskieren.

Befinden sich die Fettzellen jedoch hauptsächlich am Bauch, so sollten Sie nicht nur aufgrund der Optik etwas gegen die überschüssigen Kilos tun. Viszerales Fett kann maßgeblichen Einfluss auf Ihre Gesundheit haben, da Fettzellen am Bauch Hormone freisetzen, die sich negativ auf den Insulnspiegel auswirken und das Hungergefühl eindämmen können.

Mit etwas Disziplin und der richtigen Ernährung aus Proteinen, gesunden Fetten und guten Kohlenhydraten, tun Sie bereits einen wichtigen Schritt. Versuchen Sie Weizen, Alkohol und sowie Salz zu vermeiden und integrieren Sie mehr Bewegung in Ihren Alltag, schon werden die Fettzellen am Bauch langsam weniger werden. Mit gezielten Übungen für den Bauch wie den klassischen Crunch beziehungsweise einige Varianten können Sie das Ziel einer schlanken Körpermitte noch schneller erreichen. Core-Workouts, mit denen Sie ganz gezielt die tiefsitzenden Bauchmuskeln beanspruchen, werden sich dabei als besonders wertvoll und effektiv erwiesen.

Wenn Sie sich an all diese Tipps halten, wird sich nicht nur Ihre Optik innerhalb kürzester Zeit zum besseren verändern, auch Ihre Ausstrahlung, so wie Ihre Gesundheit wird es Ihnen danken. Starten Sie noch heute und machen Sie den ersten Schritt in ein gesünderes und glücklicheres Leben.

Dieses Buch ist mehr als nur ein Buch, das habe ich Ihnen versprochen!

Sie erhalten einen **kompletten Kurs** von mir, mit zahlreichen PDF-Dateien und Videos, die Sie downloaden können!

Diesen Mehrwert erhalten Sie in keinem anderen Buch, das verspreche ich Ihnen.

Sie erhalten von mir alles, was Sie benötigen, um in 21 Tagen fit zu sein!

Auf der nächsten Seite finden Sie alle Dateien zum Downloaden, ich empfehle Ihnen die Übungen, sowie die Tipps und Tricks aus zu drucken oder laden Sie sich die Dateien einfach auf Ihr Handy.

Ich wünsche Ihnen alles Gute für die Zukunft.

Downloads – So laden Sie Ihre 21-Tage Challenge auf das Smartphone!

Laden Sie den QR Scanner aus dem App-Store, Scannen Sie den unten angezeigten QR-Code mit dem Smartphone ein.

Anschließend können Sie die Dateien herunterladen.

Dateien im Paket:

- 21-Tage-Fit-Masterplan.pdf

- 9-Schritte-Workout.pdf

- 10 Fettverbrenner.pdf

- Supplements.pdf

- Fitness - Ernährung.pdf

- 5 Fitnessübungen für Zwischendurch.pdf

- 8 Lebensmittel die du immer essen kannst.pdf

- 5 Mahlzeiten - Gerichte gegen Gewichte.pdf

- Das Vegane Kochbuch

10 Diät-Rezepte für das Frühstück mit Nährwertangaben

Frühstück 1

Low-Carb-Müsli mit Nüssen und Clementinen

Zutaten für zwei Personen

4	Clementinen
4	getrocknete Datteln
200 g	fettarmer Kefir
2 TL	Honig
	Gemahlener Koriander
	Zimt
100 g	ungesüßtes Nussmüsli

Nährwertangaben:

Kcal: 620
Fett: 8 g
Eiweiß: 20 g
Kohlenhydrate: 132 g

Zubereitung:

Datteln halbieren und entkernen. Clementinen schälen, in Stücke schneiden und mit dem Nussmüsli vermengen. Danach Kefir mit Honig vermengen und je nach Geschmack noch ein wenig Zimt oder Koriander hinzugeben. Das Müsli auf zwei Schälchen aufteilen und den Kefir darüber geben.

Frühstück 2
Diät-Pfannkuchen mit Orangensalat
Zutaten:

20 ml	fettarme Milch
1	Ei
50 g	Vollkornmehl
0,2 TL	Backpulver
1 TL	Haferkleie
1	Bioorange
0,5	Limetten
1 EL	Rapsöl
	Zimt

Nährwertangaben:

Kcal: 200
Fett: 12 g
Eiweiß: 8 g
Kohlenhydrate: 30 g

Zubereitung:

Zu Beginn die Orangen schälen, in dünne Scheiben schneiden und anrichten. Den Salat mit Limettensaft marinieren und etwas Zimt hinzugeben. Danach die Eier trennen und das Eiweiß steif schlagen. Das Eigelb mit Vollkornmehl, Haferkleie, Backpulver, Milch und Salz zu einem Teig verrühren und das steife Eiweiß unterheben. Die Masse im heißen Rapsöl zu kleinen Pfannkuchen verarbeiten und mit dem Orangensalat als Beilage direkt servieren.

Frühstück 3
Schlankes Dinkel-Müsli
Zutaten:

1	Birne
2 EL	Heidelbeeren
2 EL	Cashewkerne
1 TL	geschrotete Leinsamen
60 g	Dinkelflocken
200 g	fettarmer Joghurt
200 ml	fettarme Milch

Nährwertangaben:

Kcal: 720
Fett: 22 g
Eiweiß: 30 g
Kohlenhydrate: 106 g

Zubereitung:

Birne vierteln, vom Kerngehäuse befreien und in Spalten schneiden. Heidelbeeren, Cashewkerne, Leinsamen und Dinkelflocken auf zwei Schalen verteilen. Anschließend Joghurt und Milch dazugeben und das schlanke Dinkel-Müsli servieren.

Frühstück 4
Mirabellen-Pflaumen-Quark
Zutaten:

50 g	Pflaumen
50 g	Mirabellen
1 Stück	Ingwer
2 EL	Honig
1	Zitrone
250 g	Magerquark
50 ml	fettarme Milch

Nährwertangaben:

Kcal: 360
Fett: 2 g
Eiweiß: 36 g
Kohlenhydrate: 48 g

Zubereitung:

Gewaschene Mirabellen halbieren und entsteinen. Pflaumen in Spalten schneiden und Ingwer schälen und hacken. Alles kurz mit Honig und Zitronensaft dünsten und abkühlen lassen. Danach Quark Milch und etwas Honig zu einer Creme rühren und mit dem Kompott anrichten.

Frühstück 5

Mango-Topfengratin mit Mangocreme

Zutaten:

250 g	Erdbeeren
10 g	Puderzucker
200 g	Magerjoghurt
500 g	Mangocreme
0,25	Biozitrone
2 EL	brauner Zucker
	Vanilleschote
	Minze

Nährwertangaben:

Kcal:	300
Fett:	26 g
Eiweiß:	26 g
Kohlenhydrate:	54 g

Zubereitung:

Vanilleschote aufschneiden und das Mark herauskratzen. Das Vanillemark mit Puderzucker, Magerjoghurt und Mangocreme vermengen und glattrühren. Zitrone waschen und etwas Schale fein reiben. Nun die Erdbeeren vierteln, auf zwei feuerfeste Formen verteilen und die Joghurtmasse dazugeben. Die Masse mit braunem Zucker bestreuen und zuletzt mit einem Bunsenbrenner caramellisieren.

Frühstück 6

Quark-Brot mit Tomaten und Schinken

Zutaten:

100 g	Magerquark
2	Scheiben Vollkornbrot
1	Prise Zucker
2	Tomaten
4-5	Stiele Petersilie und Schnittlauch
4	Scheiben Parmaschinken
2	kleine rote Zwiebeln
	Salz und Pfeffer

Nährwertangaben:

Kcal: 300
Fett: 12 g
Eiweiß: 30 g
Kohlenhydrate: 44 g

Zubereitung:

Zu Beginn die Kräuter waschen und in Röllchen schneiden. Danach die Zwiebeln schälen und jeweils zur Hälfte in Würfel und kleine Ringe schneiden. Erstere mit den Kräutern, etwas Mineralwasser und Quark vermengen und mit Salz, Zucker und Pfeffer abschmecken. Nun die gewaschene Tomate in Scheiben schneiden und den Parmaschinken in dünne, fettfreie Scheiben schneiden. Anschließend beides auf die Brotscheiben legen, nachdem diese mit der Quarkmischung bestrichen wurden, und servieren.

Sesam-Frischkäse-Bagel mit Pflaume und Walnuss

Zutaten

4	Entsteinte Trockenpflaumen
	Zitronenmelisse
1	Zitrone
2	Sesam-Bagel
2	Walnusskernhälften
2	TL Ahornsirup
4 EL	körniger Frischkäse

Nährwertangaben

Kcal: 600
Fett: 12 g
Eiweiß: 20 g
Kohlenhydrate: 100 g

Zubereitung

Pflaumen schneiden und Walnuss grob hacken. Letztere mit etwas Zitronenschale und Frischkäse verrühren. Die aufgeschnittenen Bagels damit bestreichen und mit den Pflaumen garnieren. Alles mit Zitronenmelisse garnieren und servieren.

Frühstück 8

Tomaten-Vollkornschnitten mit Ziegenkäse

Zutaten

1	Tomate
2	dünne Scheiben Bacon
2	Scheiben Vollkornbrot
4	Blätter Eisbergsalat
1	Stiel Basilikum
	Pfeffer und Jodsalz
60 g	Ziegenkäse

Nährwertangaben

Kcal: 400
Fett: 14 g
Eiweiß: 22 g
Kohlenhydrate: 48 g

Zubereitung

Tomate und Eisbergsalat putzen und trocken tupfen. Tomate in dünne Scheiben schneiden und währenddessen den Bacon ohne Fett knusprig braten. Vollkornbrot mit Ziegenkäse bestreichen, würzen und mit dem Gemüse belegen. Mit dem Bacon und den Basilikumblättchen verfeinern und servieren.

Frühstück 9
Melone-Feta-Snack
Zutaten

1	Stück Wassermelone
0,5	Limette
75 g	Feta
3	Thymianzweige
1	EL Olivenöl
	Pfeffer

Nährwertangaben

Kcal: 440
Fett: 30 g
Eiweiß: 14 g
Kohlenhydrate: 28 g

Zubereitung

Melone in mundgerechte Stücke schneiden und auf zwei Tellern verteilen. Feta ebenfalls in Stücke schneiden und anschließend die Thymianblättchen fein hacken. Melone mit etwas Limettensaft beträufeln, mit Pfeffer würzen und mit Feta-Stückchen belegen. Das Ganze mit Olivenöl verfeinern und mit etwas Limettenschale sowie Thymian bestreuen.

Frühstück 10
Diät-Nussbrot mit Apfel

Zutaten

1	halber Apfel
2	Scheiben Vollkornbrot
50 g	Magerquark
1 EL	Zitronensaft
	Eingelegte grüne Pfefferkörner
	Pfeffer aus der Mühle

Nährwertangaben

Kcal: 480
Fett: 18 g
Eiweiß: 22 g
Kohlenhydrate: 54 g

Zubereitung

Nussbrote mit dem Magerquark bestreichen und eingelegte
Pfefferkörner darüber streuen. Einen Apfel waschen, entkernen und
in feine Spalten schneiden. Den anderen Apfel grob raspeln. Danach
beide Äpfel mit Zitronensaft mischen und auf den Broten anrichten.
Diät-Brote noch einmal pfeffern und direkt servieren.

10 Diät-Rezepte für das Mittagessen mit Nährwertangaben

Mittagessen 1

Spinatspaghetti mit Knoblauch

Zutaten:

200 g	Spaghetti
200 g	Spinat
3	Knoblauchzehen
2 TL	Olivenöl

Nährwertangaben:

Kcal:	200
Fett:	17 g
Eiweiß:	12 g
Kohlenhydrate:	6 g

Zubereitung:

Zunächst die Spaghetti im Wasser kochen. Währenddessen den Knoblauch schälen und hacken und anschließend kurz mit Olivenöl anbraten. Nun den Spinat hinzugeben und einige Minuten köcheln lassen. Anschließend mit Salz und Pfeffer würzen, die fertige Sauce über die Spaghetti geben und das Ganze anrichten.

Mittagessen 2

Geschmorter Kürbis auf Feldsalat

Zutaten:

50 g	Feldsalat
225 g	Hokkaidokürbis
0,25 g	Knoblauchzehe, gehackt und geschält
0,75	EL Balsamico
1 EL	Olivenöl
0,25	Radicchio
4-6	Walnüsse
50 g	Fetakäse
0,5	TL Honig
	Salz und Pfeffer

Nährwertangaben für zwei Personen:

Kcal:	180
Fett:	13 g
Eiweiß:	9 g
Kohlenhydrate:	8 g

Zubereitung:

Backofen auf 220 Grad vorheizen und währenddessen den Kürbis entkernen und in Spalten schneiden. Die Spalten auf ein Backblech legen, würzen und 40 Minuten garen. Die goldbraunen Spalten kurz abkühlen lassen und in der Zwischenzeit den Salat zubereiten. Balsamico, Honig und Olivenöl mit kleingehackter Knoblauchzehe verrühren und in eine Schüssel mit Feldsalat sowie Radicchio geben und gut vermengen. Nun den Feta darüberbröckeln und die gerösteten Walnüsse hinzugeben. Zuletzt Salat und Kürbisscheiben servieren.

Zutaten:

2	Maiskolben
4 TL	lauwarme Butter
0,25 TL	Chiliflocken
	Salz und Pfeffer

Nährwertangaben:

Kcal:	500
Fett:	20 g
Eiweiß:	12 g
Kohlenhydrate:	32 g

Zubereitung:

Maiskolben putzen waschen und der Länge nach halbieren. Danach mit etwas Butter oder Diätmargarine bestreichen und salzen. Bei Bedarf noch mit Salz, Pfeffer und anderen Kräutern verfeinern Nun nur noch mit gehackten Chiliflocken bestreuen und die Maiskolben bei mittlerer Hitze für 20 bis 30 Minuten im Backofen garen.

Mittagessen 4
Diät-Sashimi mit Gurkensalat
Zutaten:

250 g	frischer Lachs
1	Minigurke
2 TL	heller Essig
2 TL	Sesamöl
1	Prise Zucker
1 TL	gerösteter Sesam
	Wasabi
	Sojasoße

Nährwertangaben:

Kcal:	470 g
Fett:	26 g
Eiweiß:	50 g
Kohlenhydrate:	10 g

Zubereitung:

Lachs mit einem scharfen Messer häuten und in kleine Häppchen schneiden. Danach Wasabi und Sojasoße als Dip anrichten und den Lachs hinzugeben. Die Gurke schälen, längs halbieren und in mundgerechte Scheiben schneiden. Zuletzt aus Essig, Öl, Sojasoße und Zucker eine Marinade zubereiten und die Gurken damit verfeinern. Gerösteten Sesam darüberstreuen und den Diät-Snack servieren.

Zwiebelgemüse á la Mexico

Zutaten:

0,33	Gemüsezwiebeln
5	frische Jalapeños
0,33 EL	Olivenöl
0,33	Limette oder Zitrone
	Meersalz

Nährwertangaben:

Kcal: 50
Fett: 4 g
Eiweiß: 2 g
Kohlenhydrate: 4 g

Zubereitung:

Jalapeños der Länge nach halbieren und die Zwiebeln schälen und in Scheiben schneiden. Beides mit etwas Öl in einem Topf erhitzen und für zwei bis drei Minuten anbraten. Anschließend den Topf vom Herd nehmen und den Sud mit Limetten- oder Zitronensaft vermengen. Das Ganze mit Meersalz abschmecken und je nach Belieben mit einer Fleisch- oder Fischbeilage servieren.

Mittagessen 6

Tofu-Lauch-Wok mit frischen Champignons

Zutaten:

300 g	Tofu
1	Stange Lauch
200 g	Champignons
2 EL	Sesamöl
100 ml	Gemüsebrühe
2 EL	Sojasauce
2	Knoblauchzehen
	Geriebene Zitronenschalen
	Frischer Ingwer
	Salz und Pfeffer

Nährwertangaben:

Kcal:	520
Fett:	36 g
Eiweiß:	36 g
Kohlenhydrate:	14 g

Zubereitung:

Den Tofu in mundgerechte Stücke schneiden. Ingwer, Knoblauch und Lauch hacken bzw. schneiden und mit den gewaschenen und geschnittenen Pilzen für zwei Minuten im Wok anbraten. Danach mit Brühe Sojasoße ablöschen und noch einmal zwei Minuten köcheln lassen. Danach abschmecken und mit Zitronenschale und Sesamöl veredeln.

Kartoffel-Kräutersuppe mit Limettensaft

Zutaten:

1,25	Frühlingszwiebeln
250 g	Kartoffeln
0,5 TL	Öl
400 ml	Gemüsebrühe
75 ml	Vollmilch
0,75 EL	grüne Soße
0,5 TL	Limettensaft

Nährwertangaben:

Kcal: 340
Fett: 10 g
Eiweiß: 14 g
Kohlenhydrate: 46 g

Zubereitung:

Gewaschene Frühlingszwiebeln in Ringe schneiden und mit etwas Öl andünsten. Anschließend die Kartoffeln kochen, pellen, grob würfeln und zu den Zwiebeln geben. Das Ganze würzen und mit Gemüsebrühe vermengen. Alles für rund fünf Minuten kochen lassen und dann mit einem Kartoffelstampfer fein zerstampfen. Zuletzt Milch und grüne Soße unterrühren, und Salz, Pfeffer und Limettensaft hinzugeben.

Mittagessen 8
Rote Linsen mit Ingwer
Zutaten

100 ml	Gemüsebrühe
100 g	rote Linsen
2	kleine Zucchini
1	Schalotte
1 Stck	Ingwer
1 Bund	Rauke
1 EL	Olivenöl
	Zitronensaft
	Koriander, Salz und Pfeffer

Nährwertangaben

Kcal:	280
Fett:	16 g
Eiweiß:	10 g
Kohlenhydrate:	20 g

Zubereitung

Linsen in Gemüsebrühe garen und abkühlen lassen. Währenddessen Zucchini in dünne Scheiben schneiden und Schalotte sowie Ingwer fein würfeln. Alles für etwa drei Minuten im heißen Öl anbraten und abkühlen lassen. Mit Zitronensaft und Gewürzen veredeln und gezupfte Rauke sowie Linsen hinzugeben. Alles mischen und in einer Schale anrichten.

Low-Carb-Forelle auf Pumpernickel

Zutaten

4	Pumpernickelscheiben
75 g	geräuchertes Forellenfilet
1 Blatt	Lollo Bianco
1 Stck	frischer Meerrettich
	frischer Dill

Nährwertangaben

Kcal:	300 g
Fett:	4 g
Eiweiß:	24 g
Kohlenhydrate:	44 g

Zubereitung

Pumpernickel ohne Fett knusprig rösten und währenddessen den Salat abspülen, trocknen und in mundgerechte Stücke zupfen. Forellenfilets von der Haut lösen, in kleine Häppchen teilen und auf die Pumpernickelscheiben legen. Meerrettich schälen, in feine Streifen und mit dem Dill ebenfalls auf den Broten verteilen.

Mittagessen 10
Chinakohl mit Gemüse

Zutaten

1	Birne
2	Möhren
0,5 Bund	Schnittlauch
0,5 Kopf	Chinakohl
1 EL	Pistazienkerne
150 g	fettarmer Joghurt
	Olivenöl und Zitronensaft
0,5 TL	Dijon-Senf
	Salz und Pfeffer

Nährwertangaben

Kcal: 390
Fett: 14 g
Eiweiß: 16 g
Kohlenhydrate: 44 g

Zubereitung

Gemüse waschen und in Scheiben bzw. Stückchen schneiden.
Pistazien ohne Fett anrösten und in der Zwischenzeit Joghurt, Öl,
Zitronensaft und Senf vermengen. Alles salzen und pfeffern und auf
zwei kleine Schälchen verteilen. Dressing darüber geben und
servieren.

10 Diät-Rezepte für das Abendessen mit Nährwertangaben

Abendessen 1

Walnussbrot mit Avocado

Zutaten

2	Scheiben Walnussbrot
2 TL	körniger Senf
0,5	Avocado
1 Stiel	Schnittlauch
	Salz und Pfeffer

Nährwertangaben

Kcal: 440
Fett: 46 g
Eiweiß: 28 g
Kohlenhydrate: 42 g

Zubereitung

Zunächst die Walnussbrote mit Senf bestreichen. Anschließend die Avocado schälen, entsteinen und schneiden, und die einzelnen Scheiben auf den Broten anrichten. Den Schnittlauch in kleine Röllchen schneiden, über die Brote streuen und das Ganze mit Salz und Pfeffer verfeinern.

Abendessen 2
Kiwi-Radiccio-Salat
Zutaten

0,5	Radicchio
0,5	Chicorée
50 g	Feldsalat
0,5	Fenchelknolle
0,25	rote Chilischote
1	Kiwi
0,5	Biozitrone
	Salz und Pfeffer
1 TL	Honig
	Olivenöl

Nährwertangaben

Kcal:	300
Fett:	16 g
Eiweiß:	6 g
Kohlenhydrate:	20 g

Zubereitung

Salate und Kiwi waschen und in Scheiben bzw. Würfel schneiden.
Die Chilischote entkernen, fein hacken und mit den anderen Zutaten
auf Tellern anrichten. Anschließend aus Öl, Salz, Pfeffer und Honig
das Dressing zubereiten und mit frischem Zitronensaft verquirlen.
Das fertige Dressing über den Salat geben und mit etwas geriebener
Zitronenschale abrunden.

Quark-Crêpes mit Sanddorn-Topping

Zutaten

3 EL	fettarme Milch
100 g	Quark, mager
4 EL	Sanddornsaft
2 EL	Vollkornmehl
1 EL	Limettensaft
1 EL	frisch gemahlener Mohn

Nährwertangaben

Kcal:	330
Fett:	10 g
Eiweiß:	22 g
Kohlenhydrate:	40 g

Zubereitung

Vollkornmehl, Milch, Ei und Nussöl verquirlen und für etwa zehn Minuten quellen lassen. Anschließend Magerquark, Sanddornsaft und Limettensaft vermengen und beiseite stellen. In der Zwischenzeit die Pfanne erhitzen und den Mohn kurz anrösten. Dann aus dem Teig zwei dünne Crêpes backen und diese mit dem Sanddorn-Topping anrichten.

Abendessen 4
Fruchtige Chili-Garnelen

Zutaten

10	Garnelen, küchenfertig
2 EL	Erdnussbutter
1 TL	Olivenöl
0,5	kleine Chilischote
	Frischer Ingwer
	Pfeffer und Jodsalz
1	Nektarine
1	Knoblauchzehe
1	Limette

Nährwertangaben

Kcal: 520
Fett: 3 4 g
Eiweiß: 40 g
Kohlenhydrate: 18 g

Zubereitung

Knoblauch schälen und hacken. Limette halbieren und jeweils eine
Hälfte auspressen und in Scheiben schneiden. Die Garnelen
waschen, abtupfen und auf zwei Spieße stecken. Diese im Anschluss
mit dem Knoblauch und den Limettenscheiben scharf anbraten und
würzen. Im übrigen Bratfett die Erdnussbutter verquirlen und die in
der Zwischenzeit gehackte Chilischote, die gewürfelte Nektarine und
den geschälten Ingwer hinzugeben. Alles kurz erhitzen und pürieren
und mit den Garnelenspießen servieren.

Abendessen 5

Tofu-Champignon-Suppe á la Asia

Zutaten

200 g	Tofu
75 g	Reis
1	Chilischote
1	Möhre
2 TL	Sojaöl
300 g	Chinakohl
400 ml	Asiafond
50 g	Champignons
4 EL	Zitronensaft
	Koriander und Pfeffer
	Sojasauce und Ingwer

Nährwertangaben

Kcal: 640
Fett: 20 g
Eiweiß: 28 g
Kohlenhydrate: 80 g

Zubereitung

Tofu würfeln und in einem Topf mit etwas Öl anbraten. In der Zwischenzeit Knoblauch, Chili und Ingwer hacken und kurz andünsten. Reis in Salzwasser garen und währenddessen Möhren, Chinakohl und Pilze in mundgerechte Stücke schneiden. Das Gemüse ebenfalls kurz im Bratfett andünsten und mit dem Fond ablöschen. Abschmecken und noch einmal für etwa zehn Minuten köcheln lassen. Nochmals mit Pfeffer, Zitronensaft und Sojasauce abschmecken und Reis sowie Tofu hinzugeben. Korianderblätter darüber streuen und servieren.

Abendessen 6

Diät-Spargelsuppe mit Grießklößchen

Zutaten

50 g	feiner Weizengrieß
500 g	Spargel
1 TL	Butter
1	Eigelb
	Frische Kräuter
	Zucker, Salz und Pfeffer

Nährwertangaben

Kcal: 340
Fett: 8 g
Eiweiß: 18 g
Kohlenhydrate: 46 g

Zubereitung

Spargel waschen und schälen. Die Schalen in 750 ml Wasser mit Salz, Butter und einer Prise Zucker für 15 Minuten kochen. Den Grieß in 125 ml Spargelwasser quellen lassen und Kräuter und Eigelb unterrühren. Klößchen abstechen und für circa drei Minuten anbraten. Den übrigen Spargel in Stücke schneiden und ebenfalls im Spargelwasser garen. Anschließend salzen und pfeffern und mit den Klößchen servieren.

Seelachs auf buntem Gemüse

Zutaten

300 g	Seelachsfilet
100 g	Basmati-Reis
50 ml	Gemüsebrühe
2 EL	Zitronensaft
2	Möhren
1	Stange Lauch
1 TL	Öl
1	Kohlrabi
1	Thymian
	Salz und Pfeffer
1	Stück Ingwer

Nährwertangaben

Kcal:	550
Fett:	4 g
Eiweiß:	72 g
Kohlenhydrate:	50 g

Zubereitung

Reis in Salzwasser garen und währenddessen den Seelachs abspülen, abtupfen und mit Salz und Pfeffer würzen. Ein wenig Zitronensaft hinzugeben und anschließend das Gemüse würfeln. Den Ingwer hacken und die Thymianblätter abzupfen. Alles in Öl andünsten und das Ganze würzen und mit Zitrone verfeinern. Brühe hinzugeben und nach etwa zehn Minuten den Fisch hinzugeben. Nochmals für zehn Minuten dämpfen und mit Reis anrichten.

Abendessen 8
Vesper-Schnitten mit Quark und Kräutern

Zutaten

2	Scheiben Vollkornbrot
150 g	fettarmer Kräuterquark
1 EL	frischer Parmesan
0,5	gelbe Paprikaschote
1	Stiel Basilikum
	Pfeffer und Salz

Nährwertangaben

Kcal: 420
Fett: 6 g
Eiweiß: 34 g
Kohlenhydrate: 54 g

Zubereitung

Paprika waschen und in dünne Spalten schneiden. Basilikum
waschen und zupfen. Beides auf dem inzwischen mit Kräuterquark
bestrichenen Vollkornbrot verteilen und Parmesan darüber streuen.
Mit Pfeffer und Salz würzen und servieren.

Gebratene Kräuterseitlinge an Rote Bete

Zutaten

1	Kugel Rote Bete
50 g	Kräuterseitlinge
1 EL	Butter
0,25	Bund Petersilie
	Pfeffer und Salz
	Gemahlener Anis
1 EL	Balsamico
25 g	Magerkäse

Nährwertangaben

Kcal:	400
Fett:	28 g
Eiweiß:	12 g
Kohlenhydrate:	18 g

Zubereitung

Rote Bete in Wasser für 30 Minuten gar kochen. Abkühlen lassen, sorgfältig pellen, in dünne Scheiben schneiden und auf zwei Teller verteilen. Gewürze mit Öl zu einem Dressing verquirlen und auf die Rote Bete geben. Danach die Pilze säubern und in Scheiben schneiden. Pilze in einer Pfanne goldbraun anbraten und in der Zwischenzeit die Petersilie fein hacken. Die Pilze auf der Roten Bete anrichten und mit Petersilie und gehobeltem Magerkäse garnieren.

Abendessen 10
Leichte Möhrensuppe mit Ingwer
Zutaten

1	Bund Möhren
1 EL	Olivenöl
1	Stück frischer Ingwer
1 EL	Steinpilzhefebrühe
2	Frühlingszwiebeln
2	Orangen
3	Kardamomkapseln

Nährwertangaben

Kcal: 420
Fett: 18 g
Eiweiß: 12 g
Kohlenhydrate: 52 g

Zubereitung

Gemüse putzen und in kleine Stücke schneiden. In der Zwischenzeit
die Kardamomkapseln zerdrücken und kurz anrösten. Danach
Zwiebeln und Ingwer anbraten und die Möhren zugeben. Noch
einmal für fünf Minuten andünsten und alles mit Pfeffer, Kardamom
und Brühe würzen. Mit 300 ml Wasser und Orangensaft aufgießen.
15 Minuten warten und den Sud anschließend fein pürieren.
Nochmals abschmecken und servieren.

Hey, ich möchte DIR ein **Geheimnis** verraten!

Ich zeige dir, wie du ab sofort deine eBooks **kostenlos** erhältst!

Du hast heute noch die Möglichkeit, deine eBooks auf Amazon KOSTENLOS zu bestellen.

Wie das funktioniert, erfährst du hier auf dieser Webseite.

https://die-ebook-welt.de/

Ich möchte dir jetzt schon mal deine Skepsis nehmen. Diese Methode ist **völlig legal**, du lädst deine eBooks ganz normal **über Amazon**, nur **kostenlos**. Alle Informationen findest du auf dieser Webseite.

https://die-ebook-welt.de/

42273762R00052

Printed in Poland
by Amazon Fulfillment
Poland Sp. z o.o., Wrocław